AF384004

Dᴿ GEORGES MICHEL

Ancien Externe des Hôpitaux de Lyon

# DES

# ABCÈS ET FISTULES

## ORBITAIRES

### DANS LE COURS

## DES SINUSITES FRONTALES

LYON. — A. REY.

# ABCÈS ET FISTULES

## ORBITAIRES

### DANS LE COURS

### DES SINUSITES FRONTALES

# DES
# ABCÈS ET FISTULES
## ORBITAIRES

### DANS LE COURS
### DES SINUSITES FRONTALES

PAR

## LE D<sup>R</sup> G. MICHEL
Ancien Externe des Hôpitaux de Lyon.

———————

**LYON**
A. REY, IMPRIMEUR DE LA FACULTÉ DE MÉDECINE
4, RUE GENTIL, 4
—
1895

# INTRODUCTION

Dans le cours de ces dernières années les abcès des sinus frontaux ont été l'objet de publications françaises et étrangères assez nombreuses pour que nous n'ayons pas la prétention de rééditer dans notre thèse inaugurale la pathologie des sinus frontaux. D'autres plus autorisés que nous ont déjà traité ce sujet mieux que nous ne pourrions le faire; nous nous proposons simplement d'attirer l'attention sur une des complications les plus fréquentes de cette affection, complication à laquelle nos traités classiques ne paraissent pas attacher l'importance qu'elle mérite. Nous voulons parler des abcès et fistules orbitaires survenant dans le cours des sinusites frontales.

Nous avons eu dernièrement l'occasion d'examiner à la clinique ophtalmologique de l'Hôtel-Dieu, un malade présentant une fistule orbitaire pour laquelle le patient s'était soumis à plusieurs interventions chirurgicales.

M. le professeur agrégé Rollet appela notre attention sur cette complication survenant dans le cours des sinusites frontales et nous engagea à faire sur ce sujet quelques recherches pour en faire une étude d'ensemble.

Dans notre premier chapitre, nous étudierons l'anatomie chirurgicale des sinus frontaux. De notions anatomiques un peu complète nous pourrons, en effet, tirer des conclusions plus précises au point de vue du traitement chirurgical qui sera traité dans le cours de ce modeste travail.

Dans le chapitre II, nous traiterons brièvement de la question des sinusites frontales elles-mêmes, dans le but de jeter un peu de clarté sur notre sujet.

Le troisième chapitre sera consacré à l'étude des abcès et des fistules orbitaires et sera suivi d'un certain nombre d'observations recueillies dans la littérature médicale française et étrangère. Nous regrettons que la rareté relative de l'affection qui nous occupe ne nous ait pas permis d'avoir un plus grand nombre d'observations personnelles.

Enfin dans notre quatrième et dernier chapitre nous passerons en revue les divers traitements qui ont été employés, en tachant d'exposer de notre mieux notre procédé de choix.

Nous sommes heureux de pouvoir aujourd'hui profiter de l'occasion qui nous est offerte et remercier les maîtres dont nous avons recueilli l'enseignement à la Faculté et dans les hôpitaux.

Nous remercions particulièrement MM. les professeurs Gayet et Ollier, MM. Mollière et Leclerc, médecins des hôpitaux, qui ont été nos premiers maîtres et auprès desquels nous avons acquis nos premières notions de clinique chirurgicale et médicale.

Pendant notre externat dans les hôpitaux de Lyon, nous avons pu profiter de l'enseignement de MM. Garel et Colrat, médecins des hôpitaux qui nous ont initié le premier à la technique laryngologique, le second à la clinique des maladies des enfants. Que ces deux maîtres, dont nous avons été l'élève pendant un an, reçoivent l'assurance de notre profonde gratitude pour la bienveillance qu'ils ont toujours montrée à notre égard.

Pendant moins longtemps, mais non moins utilement nous avons eu l'occasion de profiter des leçons de MM. Chavanis, Cénas, Roussel et Blanc médecins et chirurgiens des hôpitaux de Saint-Étienne. Qu'il nous soit permis de les remercier du bienveillant accueil que nous avons reçu auprès d'eux.

Dans des circonstances particulièrement douloureuses, nous avons contracté envers M. le D$^r$ Duchamp, chirurgien de l'Hôtel-Dieu de Saint-Étienne, une dette de reconnaissance trop grande pour que nous puissions jamais espérer nous acquitter envers lui, qu'il soit néanmoins assuré de notre vive gratitude et de notre profond attachement.

Qu'il nous soit permis d'adresser nos plus sincères remerciements à M. le professeur Augagneur, qui a bien voulu nous faire le grand honneur d'accepter la présidence de notre thèse, ainsi qu'à M. le professeur agrégé Rollet qui nous a guidé et conseillé lors de la rédaction de ce travail.

Nous remercions aussi M. le Dr Vidal, d'Hyères, dont nous avons été l'interne à l'hôpital Renée Sabran, pour les judicieux conseils qu'il nous a si souvent prodigués.

Nous ne saurions oublier notre ami Hector Schall, auquel nous devons le dessin qui termine ce modeste travail.

# DES
# ABCÈS ET FISTULES ORBITAIRES
## DANS LE COURS
## *DES SINUSITES FRONTALES*

## CHAPITRE PREMIER

### Anatomie chirurgicale des sinus frontaux.

Au niveau de la bosse nasale du frontal (glabelle), immédiatement au-dessus de la racine du nez, les deux lames du frontal s'écartent pour loger les sinus frontaux.

Ordinairement au nombre de deux, les sinus frontaux sont séparés l'un de l'autre par une cloison médiane, plus ou moins déviée, souvent très résistante, ce qui explique l'unilatéralité très fréquente de leur empyème; ils sont subdivisés en loges par des cloisons saillant de leurs parois.

Les dimensions des sinus frontaux sont très variables. On peut dire, d'une façon générale, qu'ils sont d'autant plus développés que le sujet est plus âgé. Les dimensions varient aussi suivant le sexe : elles sont plus grandes chez l'homme que chez la femme. Chez l'homme les sinus frontaux mesurent en moyenne 3 centimètres dans toutes leurs dimensions. Chez la femme ils n'ont guère plus de 12 à 15 millimètres. Chez l'homme les sinus frontaux s'étendent à 3 centimètres au-dessus de la racine du nez, tandis que chez la femme ils atteignent rarement 2 centimètres. Latéralement, ils ont la même étendue. Le front de la femme, suivant M. Poirier, monte droit parce qu'elle n'a pas de sinus frontal. Ces dimensions ont leur importance pour le chirurgien qui se propose de trépaner ces cavités.

Parfois les sinus s'étendent beaucoup plus haut, on les a vus se prolonger en haut jusqu'aux bosses frontales. Rujsch décrit des sinus frontaux s'étendant même jusqu'aux pariétaux et en dehors jusqu'aux apophyses orbitaires externes du frontal. M. Poirier les a souvent vus dédoubler la moitié antérieure de la voûte orbitaire et comme en ce point la paroi osseuse est très mince, il suffisait d'un léger coup d'ongle pour ouvrir le sinus, soit par l'orbite, soit par la base du crâne, fait très intéressant à noter au point de vue de la pathologie chirurgicale des cavités orbitaires et frontales.

A côté de ces cas où les sinus présentent un développement exagéré, il faut en noter d'autres, plus rares, dans lesquels les sinus manquent complètement.

La capacité moyenne des deux sinus réunis varie de 3 à 5 centimètres cubes. Ils sont donc suffisamment grands pour loger et retenir des corps étrangers de volume notable et sur lesquels il est inutile d'insister.

La forme des sinus frontaux est assez irrégulière : on peut, au point de vue chirurgical, leur considérer trois parois, en rapport avec trois régions différentes : une paroi antérieure ou frontale, une paroi postéro-supérieure ou cranienne et une paroi postéro-inférieure ou orbitaire.

L'épaisseur des parois des sinus est d'autant moindre qu'ils sont plus volumineux ; elle est souvent moindre pour leur paroi postérieure que pour leur antérieure qui contient une couche de diploé. Il faut donc s'attendre, comme le fait judicieusement remarquer M. Poirier, que lors d'une trépanation des sinus, on aura à traverser une épaisseur notable d'os dont le diploé saignera assez abondamment.

La paroi crânienne est fort mince en général, aussi n'est-il pas rare d'observer sa perforation à la suite des abcès développés dans un sinus, inutile d'insister sur la gravité d'une telle complication sur laquelle nous reviendrons dans le chapitre suivant. La faible épaisseur de cette paroi a permis à Bellingham de voir et de toucher les pulsations du cerveau au fond d'un sinus détruit par la suppuration.

La paroi orbitaire est la plus mince. L'étendue très variable des sinus rend leurs rapports un peu difficiles à formuler d'une façon générale. Toutefois, constamment, la partie la plus importante de leur paroi antérieure répond à un quadrilatère limité en bas par la suture fronto-nasale, en dedans par la ligne médiane, en dehors par le rebord orbitaire, jusqu'à l'échancrure sus-orbitaire, en haut par une ligne réunissant cette échancrure à la ligne médiane. Le sinus est-il grand, sa portion répondant à ce quadrilatère est la plus ample et la plus déclive ; le sinus est-il petit, il peut correspondre tout entier à la zone que nous venons de délimiter ; elle est donc d'un grand intérêt chirurgical.

La paroi interne de l'orbite entre la gouttière sus-orbitaire en haut et la suture fronto-maxillaire en bas, sur une profondeur d'1 centimètre à partir du rebord, répond aussi presque toujours directement à la cavité sinusale ; il est cependant des cas où le sinus très petit s'écarte notablement de l'orbite, dont il est séparé par une lame épaisse, compacte ou creusée de cellules parfois très volumineuses.

La paroi postérieure des sinus répond sur toute son étendue à la cavité cranienne et à la pointe antérieure des lobes frontaux; l'apophyse *crista-galli*, parfois creusée d'une cavité plus ou moins grande, et l'attache de la faux du cerveau contenant l'origine du sinus longitudinal correspondent à la cloison qui sépare les deux sinus.

Enfin, la paroi inférieure des sinus nous offre un fait qui domine presque toute leur pathologie et une bonne part de leur chirurgie opératoire, c'est la communication de chacun d'eux par un canal, dit canal fronto-nasal, avec la fosse nasale correspondante.

L'étude de ce canal, de son trajet, de sa forme est des plus intéressantes. M. Poirier, d'après ses recherches et celles de M. Guillemain le décrit ainsi :

« La longueur du canal mesurée sur 30 sujets est en moyenne de 15 millimètres chez l'homme, de 10 millimètres chez la femme. Sa forme est cylindrique, mais légèrement aplatie dans le sens transversal; parfois cet aplatissement transversal est tel que le calibre du conduit est de beaucoup diminué. Le diamètre du canal varie de 2 à 3 millimètres ; des bougies à urètre répondant aux n<sup>os</sup> 6,7,8,9,10 de la filière Charrière peuvent être utilisées pour son cathétérisme. Rarement le calibre est plus grand; deux fois nous avons trouvé un canal si aplati dans le sens transversal qu'il fut impossible d'y faire passer une bougie filiforme. Dans un cas nous avons trouvé deux canaux frontaux dans l'ethmoïde droit d'un homme de cinquante ans: il y avait de ce côté deux sinus frontaux: l'un grand, pourvu d'un canal qui mesurait 1 centimètre de long et 2 millimètres de diamètre; l'autre petit placé au dedans et au-dessous du premier, allant aussi s'ouvrir dans le méat moyen par un deuxième canal, long d'1 centimètre, large de 3 millimètres; ces deux canaux étaient accolés l'un à l'autre, comme les deux canons d'un fusil et séparés par une mince cloison osseuse à direction antéro-postérieure.

Creusé dans les cellules antérieures de l'ethmoïde, il se dirige de haut en bas, de dehors en dedans et d'avant en arrière; en rapport en dedans avec les cornets supérieur et moyen en dehors avec la cavité orbitaire il est croisé très obliquement par le canal nasal, placé plus en dehors, sur un plan antérieur.

L'orifice supérieur répondant au sinus est placé de chaque côté et à peu de distance de la cloison médiane, l'orifice inférieur s'ouvre par l'infundibulum dans le méat moyen, où une gouttière, gouttière infundibulaire, prolonge l'infundibulum jusqu'à l'ouverture nasale du sinus maxillaire; il résulte de cette disposition que les liquides versés dans le sinus frontal pénètrent en grande partie dans le sinus maxillaire.

La cavité des sinus frontaux est tapissée par une membrane muqueuse, mince, lisse, rosée, peu adhérente aux os, et dans laquelle on peut reconnaître deux couches, l'une muqueuse, l'autre périostique. Il résulte des recherches d'Inzani (*Lyon Médical*, 1872) qu'on peut distinguer histologiquement trois couches: une couche fibro-périostique, une de tissu conjonctif, une dermo-épithéliale. Les glandes à mucus qu'elle contient sont pour la plupart simples. On y trouve deux réseaux de vaisseaux, un profond dans la couche fibreuse, l'autre superficiel dans la couche dermique. Les nerfs sont nombreux dans cette muqueuse. On trouve sous l'épithélium un réseau de fibres nerveuses pâles, anastomosées en réseau et présentant sur leur trajet des renflements ou boutons desquels se détachent les filets terminaux. Ils viennent d'un filet ethmoïdal du nasal. Ainsi innervée, la muqueuse des sinus présente une vive sensibilité qui peut être mise en jeu soit par le contact direct, soit par la pression que détermine l'accumulation d'un liquide quelconque dans la cavité des sinus. Nous verrons d'ailleurs quelles douleurs exacerbantes accompagnent les inflammations des sinus frontaux. Les lymphatiques de la muqueuse des sinus n'ont point été vus, les auteurs les passent sous silence ou nient leur présence. M. Poirier les a injectés deux fois, au cours d'injections pratiquées avec le fin tube à mercure, dans la muqueuse nasale. Le réseau qu'ils forment est à larges mailles. Les faits pathologiques et les lois de l'anatomie générale nous obligent à penser qu'ils communiquent avec les lymphatiques des parois osseuses, des méninges et même du cerveau sus-jacent.

C'est par ces voies lymphatiques que les affections inflammatoires du sinus peuvent se propager aux méninges et au lobe frontal. Comme nous le verrons plus loin, Bousquet a observé un abcès du lobe frontal, développé au cours de l'évolution d'un abcès du sinus sans communication apparente. (Poirier.)

# CHAPITRE II

## Des sinusites frontales.

Il y a quelques années, la sinusite frontale suppurée était considérée comme une affection relativement rare. Dans ces derniers temps le nombre des observations publiées a considérablement augmenté, il n'est donc plus permis aujourd'hui de considérer cette affection comme une rareté. La première observation relatant un cas de sinusite frontale suppurée serait due à Nicolaï, élève de Haller (1725). En 1750, Runje fit sur les maladies des sinus en général et du sinus frontal en particulier, une étude qui resta longtemps classique. Puis parurent les travaux de Richter, de Dezeimeris et de Leber. Depuis cette époque, de nombreux travaux ont été écrits sur la question.

En s'appuyant sur le début et la marche de l'affection, on est conduit à admettre deux formes : l'une latente, l'autre s'accompagnait dès son apparition de signes réactionnels qui appellent immédiatement l'attention.

La première, moins rare qu'elle ne semble, vu qu'elle passe souvent inaperçue, compte jusqu'ici les trois faits d'Ogton, les deux de Schuters, les sept de Lichtwitz, les douze d'Hajek et celui de Luc. La seconde embrasse la majorité des cas connus, surtout lorsqu'on ne néglige pas les formes intermédiaires (Panas).

*Étiologie.* — Les conditions générales d'âge, de sexe, les états diathésiques et infectieux peuvent avoir une grande influence sur la production de ces abcès. Comme nous l'avons exposé dans le chapitre précédent, le sinus frontal ne commence à évoluer qu'à sept ans pour se compléter à viugt-cinq, en continuant à augmenter d'étendue par *ostéoporose* jusqu'à un âge avancé ; il s'ensuit que la sinusite prédomine entre vingt-cinq et quarante ans et que les abcès des sinus chez les enfants au-dessous de sept ans doivent être envisagés comme des ostéites tuberculeuses ou syphilitiques du rebord orbitaire.

Au point de vue du siège, les hommes nous fournissent un bien plus grand nombre d'exemples que les femmes. On peut incriminer le plus grand développement des sinus chez celui-ci et l'action du traumatisme presque nulle chez la femme et très fréquente chez l'homme. De plus les occupations habituelles de l'homme l'exposent bien plus aux coryzas répétés.

Peut-on incriminer les syphilis, une seule observation de Cruveilhier la signale comme cause d'abcès des sinus frontaux ; mais, pour M. Panas, l'infection syphilitique et même tuberculeuse doit être rarement mise en cause et la sinusite qui en dépend constitue non le fond de la maladie, mais un *épiphénomène* du processus ostéitique voisin.

Les fièvres éruptives et spécialement la rougeole, s'accompagnent parfois de l'inflammation de la muqueuse nasale, qui de là peut se propager à la muqueuse des sinus frontaux.

Il en est de même de la scarlatine et de toute les pyrexies ; l'érysipèle de la face, la fièvre typhoïde, l'influenza peuvent intervenir en provoquant une inflammation aiguë ou chronique de la pituitaire. Les polypes, les tumeurs. et les calculs des fosses nasales agissent de même. Les projectiles et autres corps inertes, les parasites, les kystes des sinus peuvent, en s'infectant, entraîner également la suppuration. Dans plusieurs observations, il est question de chute ou de coups sur la région fronto-orbitaire, survenue plus ou moins longtemps avant la collection purulente.

Mais de toutes les conditions étiologiques, celle qui doit être le plus souvent mise en cause, c'est le coryza chronique simple ou ozéneux surtout lorsqu'il s'ajoute des productions adénoïdes au voisinage de l'*infundibulum*.

Quant à la phlegmasie d'emblée des sinus frontaux par l'action du froid, il faut la considérer comme relativement rare.

*Anatomie pathologique.* — Pour qu'il y ait suppuration du sinus, deux conditions paraissent indispensables, à savoir : l'oblitération temporaire de son canal vecteur par *gonflement* de la muqueuse, l'infection microbienne du *secretum*. En effet, sous l'influence de poussées inflammatoires successives, la muqueuse du sinus frontal de plus en plus œdématiée arrive à former comme un bourrelet autour de l'orifice infundibuliforme qui se rétrécit de plus en plus jusqu'à oblitération complète.



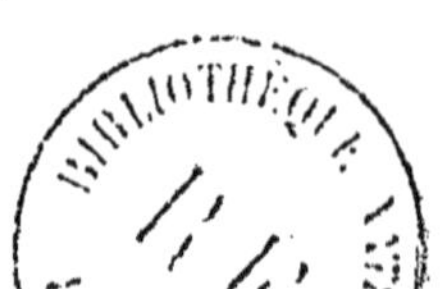

La muqueuse rouge, livide, gonflée forme des replis et contribue à rendre le sinus moins spacieux. Souvent même, on voit s'élever des saillies polypoïdes simples ou kystiques dues à la distention des follicules mucipares. L'examen histologique des végétations a montré un stroma mucoïde, lâche, infiltré de nombreux corps embryoplastiques, et à la surface un épithélium à cellules rondes ou polyédriques (Panas).

Les parois osseuses participent, elles aussi, à l'hyperémie et à la longue se résorbent, d'où formation de trous, intéressant pour la plupart le côté orbitaire, plus rarement la paroi cranienne du sinus. Cependant les altérations osseuses ne surviennent qu'à la longue.

Le liquide contenu dans le sinus est de quantité et de qualité variables, aussi dans quelques observations voyons-nous la quantité de liquide évaluée tantôt à une cuillerée à café, tantôt à une tasse à thé. Dans une observation de M. Chandelux citée par Pitiot, le volume de l'abcès est évalué à une noix.

Ce liquide occupe quelquefois un seul sinus frontal, mais dans le plus grand nombre des cas, les deux sont envahis, quatre fois sur six d'après Bouyer.

Comme aspect, il est très variable et affecte rarement le caractère du pus louable. Il semblerait que ces collections soient rarement purulentes d'emblée et comme le fait remarquer Berthon, il se passerait là quelque chose d'analogue à ce que l'on observe dans les pleurésies devenues purulentes. On trouve ce liquide tantôt filant et incolore, tantôt muco-purulent, épais, jaunâtre et strié de sang. Il présente parfois une couleur foncée analogue à du chocolat ou du café au lait, comme dans le cas cité par Richet. Bellingham nous apprend que chez son malade l'incision laissa échapper un liquide analogue à la bile. Inodore dans certains cas, il est par contre assez souvent d'une fétidité extraordinaire.

Chez un malade de M. Panas, ce liquide était peu riche en globules purulents, mais contenait un certain nombre de corps de Glüge sans traces de microbes. Lorsqu'on y rencontre des microbes, ce sont le plus souvent ceux de la suppuration ordinaire, le staphylocoque et le strepto-coque.

Il renferme souvent des lambeaux détachés de muqueuse et de petits séquestres arrachés au frontal. Enfin, dans certains cas et surtout dans les formes chroniques, le sinus contient à peine quelques gouttes de pus. On trouve un simple état morbide de la muqueuse qui devient tomenteuse, fongueuse, boursouflée (observation personnelle citée plus loin).

*Symptomatologie.* — La sinusite frontale peut s'annoncer comme une maladie aiguë avec frisson, fièvre, courbature, mais ce début est relativement rare, l'affection suivant une marche plus chronique et il se passe des mois et des années pendant lesquelles il survient un écoulement purulent par la narine ; en même temps apparaissent du gonflement et de la rougeur à la partie interne de la paupière supérieure et de sourcil, puis surviennent le larmoiement avec névralgies locales et irradiées.

Les douleurs sont en général extrêmement vives, les faits dans lesquels elle fait défaut sont rares, dans certains cas, elles revêtent « parfois le type intermittent » (Panas). Les douleurs apparaissent parfois à la racine du nez, aiguës, lancinantes, pulsatiles ; elles se produisent en général

par accès, le malade que nous avons eu l'occasion d'examiner à la clinique ophtalmologique avait des accès
séparés par des intervalles assez longs pour lui laisser
espérer la guérison, entre temps, il avait une sensation
de pesanteur au niveau du sinus.

En somme, la douleur constitue un symptôme de la
plus haute importance, et survient la première en date.
La fin de l'accès douloureux est en général marquée par
un écoulement nasal plus ou moins abondant d'un liquide
muqueux ou muco-purulent. Cet écoulement subit, en faisant cesser la tension du sinus, amène cette détente qui
dure jusqu'au jour où le liquide s'est reproduit en quantité
insuffisante pour amener une tension nouvelle et avec
elle les douleurs.

Sous l'influence du processus phlegmasique qui a
envahi la muqueuse, l'infundibulum nasal est oblitéré par
du tissu cicatriciel suffisamment solide pour ne plus se
laisser rompre, on entre alors dans une deuxième phase de
l'affection, phase très importante à connaître puisque dans
nombre de cas la maladie ne se révèle par aucun autre
symptôme, les douleurs existant peu ou pas du tout,
l'écoulement nasal étant très peu abondant. C'est dans ces
cas que surviennent toutes les complications orbitaires
sur lesquelles nous nous proposons d'appeler l'attention
dans le chapitre suivant.

Du côté de l'œil, on a signalé un chémosis péri-
kératique considérable. La diplopie est la règle dans les
cas où la vue n'est pas complètement abolie. Chez un
malade de Richet, la cécité était complète ; la pupille
dilatée permettait de voir la rétine et la choroïde un peu
injectées mais saines. Chez le malade de Sœlberg Wels,

malgré un déplacement considérable de l'œil et l'allongement consécutif du nerf optique assez notable, les troubles
du côté de la vue furent absolument nuls. D'ailleurs dans
tous les cas, l'œil reprend sa place et sa fonction après
l'évacuation du pus.

Enfin, dans certains cas, heureusement plus rares, la
paroi cranienne du sinus frontal peut être perforée et
laisser passer le pus dans la cavité cranienne. On se trouve
alors en présence de complications méningo-encéphali-
ques spontanées qui, heureusement, sont rares, mais en
revanche, mortelles.

Dans une observation de Ribéri, nous voyons relatés
des phénomènes d'apoplexie, paralysies partielles, hémiplégie, sans qu'il y ait jamais eu de perforation cranienne,
et dus simplement à quelques troubles de voisinage.

Pitiot rapporte une observation de Bousquet dans
laquelle un volumineux abcès du cerveau et des lésions
méningitiques bien marquées ne provoquèrent que de
simples troubles intellectuels sans paralysies et sans troubles sérieux de la sensibilité.

*Diagnostic.* — Si les abcès des sinus frontaux offrent à
leur période d'état des caractères assez bien définis, il
n'en est pas de même à la période du début. Le symptôme
qui peut mettre sur la voie est la douleur exacerbante
ayant son centre au niveau du sinus, chez des individus
atteints de rhinite chronique avec ou sans ozène. Pourvu
que le malade accuse un écoulement de pus par la narine
correspondante et qu'on voie survenir de la rougeur avec
voussure vers le front et surtout la voûte orbitaire, on ne
saurait en douter. Mais, comme le dit, M. Panas, pour
peu qu'on ne soit pas prévenu, les erreurs de diagnostic

sont faciles à commettre et l'on songe à un abcès phlegma-
neux de l'orbite, à une ténonite, à une gomme syphilitique,
à une ostéite de rebord orbitaire du frontal comme cela
est arrivé pour le malade dont nous relatons plus loin
l'observation. Dans le chapitre suivant, nous appellerons
l'attention sur ces erreurs de diagnostic.

*Marche.* — Les abcès du sinus frontal ont en somme
une marche essentiellement chronique. En général, ils
provoquent peu de réaction sur l'état général du sujet.
Cette lenteur dans la marche est surtout accentuée dans
les cas de coryza chronique ; ici l'inflammation est
modérée.

La marche est quelquefois plus rapide dans certains cas
d'inflammation d'emblée des sinus, inflammation paraiss-
sant due à l'action du froid ; mais ces cas sont excessive-
ment rares, nous n'en n'avons retrouvé qu'une observation
dans la littérature médicale.

*Durée.* — La durée des abcès des sinus frontaux est
très variable, de quelques semaines à quelques années et
il serait difficile de faire une évaluation moyenne. La
suppuration est interminable, sur 35 cas publiés par M.
Guillemain, 25 ont pu être classés :

| | |
|---|---|
| Malades n'ayant pas été suivis, . . . . . . . . | 10 |
| Malades suivis jusqu'à guérison . . . . . . . | 14 |
| Durée de 2 à six semaines, . . . . . . . . . | 4 |
| Durée de 2 à 5 mois. . . . . . . . . . . . | 6 |
| Durée de 18 à 30 mois . . . . . . . . . . . | 4 |
| Malades suivis lorgtemps, mais non guéris. . . | 11 |
| Traités pendant 5 mois. . . . . . . . . . . | 5 |
| Traités pendant 6 mois. . . . . . . . . . . | 3 |
| Traités pendant 10 mois . . . . . . . . . . | 3 |

# CHAPITRE III

## Des abcès et fistules orbitaires.

Dans le chapitre précédent, en décrivant les symptômes et les complications des sinusites frontales, nous avons à dessein laissé de côté les abcès orbitaires et les fistules consécutives pour en faire l'objet d'une étude spéciale.

L'anatomie de la région nous rend parfaitement compte des raisons pour lesquelles les abcès orbitaires constituent une complication si fréquente de cette affection et pour-- quoi, parmi ces abcès, ce sont ceux de la région orbitaire qui viennent en première ligne.

Des trois parois, celle qui est la moins résistante, l'or- bitaire, sera forcée la première par le pus accumulé dans les sinus ; cette paroi bombera dans l'orbite en refoulant le globe de l'œil en bas et en dehors.

La paroi frontale, la plus épaisse, résistera le plus long- temps. C'est ce qui explique pourquoi la bosse frontale du côté malade n'est guère plus saillante que celle du côté sain. Trois fois seulement Kocher, Lawson et Otto l'ont trouvée très proéminente.

La saillie de la bosse frontale n'est d'ailleurs pas toujours due au refoulement de l'os.

Deux fois Guillemain l'aurait observée et deux fois elle était liée à une périostite du frontal (Guillemain, *Archives d'ophtalmologie).* Cette périostite céda, du reste, sans intervention opératoire, simplement sous l'influence d'une médication révulsive.

Ainsi donc, le pus retenu dans les sinus amènera bientôt l'agrandissement de la cavité par ectasie de ses parois, qui s'usent, s'amincissent et finissent par se perforer. Cette perforation peut être aussi due à une nécrose et à l'élimination d'un sequestre. On comprend que le pus peut ainsi se faire jour dans les organes voisins et, de là, au dehors par plusieurs voies.

L'ouverture dans l'orbite, la plus importante par sa fréquence et par les complications oculaires qu'elle entraîne peut être considérée comme la terminaison naturelle de toutes les sinusites frontales abandonnées à elles-mêmes.

Dès que l'os est perforé, le pus fait irruption dans l'orbite et donne lieu à un abcès qui siège d'ordinaire à la partie interne du rebord sus-orbitaire, au niveau du grand angle de l'œil.

Mais il peut occuper la partie moyenne de ce rebord, voire même l'externe. Kocher l'aurait même vu dans la région de l'os malaire. Nous reproduisons plus loin l'observation de ce malade, chez lequel l'empyème s'était développé dans un sinus accessoire situé en dehors du sinus principal, ne communiquant pas avec lui et s'ouvrant dans les fosses nasales par un canal spécial.

Quel que soit son siège, l'abcès a presque toujours le volume d'une noisette, il est rare qu'il atteigne celui d'une noix (Kocher) ou d'un œuf de pigeon (Notta). La peau qui le recouvre est tantôt normale, tantôt rouge et amincie ou encore œdématiée.

Sa forme est celle d'une sphère ou plutôt d'une demi-sphère, qui est comme suspendue à la voûte orbitaire. Pour l'explorer avec soin, il faut, suivant les conseils donnés par Guillemain, « se placer derrière le malade, que l'on a fait asseoir, et comprimer de bas en haut la tumeur sur l'os avec la pulpe des deux index, comme pour rechercher le tonus de l'œil. » On reconnait alors que la tumeur est nettement fluctuante, elle est rarement tendue et élastique. On la limite très bien en avant, mais il n'en est pas de même en arrière, car elle s'enfonce dans les profondeurs de l'orbite.

En déprimant la tumeur avec l'extrémité du doigt, ce qui cause de la douleur, on arrive sur l'os et l'on y peut sentir l'orifice de communication avec le sinus frontal sous forme d'une dépression arrondie et rugueuse (Lyder Borthen.) Quand l'*infundibulum* est libre, on peut, en comprimant la tumeur, la vider peu à peu et son contenu s'échappe par la narine. Quand, en même temps que l'ouverture orbitaire, il y a une ouverture et un abcès au front, on peut transmettre la fluctuation d'une tumeur à l'autre à travers le sinus.

On comprend que de tels abcès se développant à proximité d'un organe aussi important que l'œil ait sur lui un retentissement dont les conséquences peuvent être plus ou moins graves.

Les phénomènes compressifs du côté de l'œil sont

d'ordre purement mécanique et intéressent plus particulièrement l'ophtalmologiste, car ce sont eux qui exposent
le plus à des erreurs de diagnostic. Tout d'abord, l'œdème,
avec allongement de la paupière supérieure, se trouve
toutes les fois que la maladie a une marche aiguë. D'ailleurs, quand le pus a détruit le plancher du sinus, il est
fréquent de le voir envahir, en même temps que l'orbite,
la paupière qu'il dédouble.

Bien avant que le pus se soit fait jour au dehors, on
observe un chémosis séreux considérable qui entoure le
globe de l'œil et l'immobilise. On pourrait alors songer à
un phlegmon de l'orbite. La propulsion de l'œil en avant
est la règle ; Guillemain a noté vingt et une fois, sur
trente-cinq observations, une exophtalmie légère.

Cette propulsion de l'œil s'accompagne d'un strabisme
en rapport avec le siège de la tumeur : il est inférieur
quand elle siège directement en haut, inférieur et externe
quand elle occupe l'angle supérieur et interne de l'orbite.
Ce strabisme a été signalé 22 fois, et 5 fois il existait seul
sans exophtalmie.

Son degré est indiqué d'une façon assez vague par les
auteurs ; on a vu la pupille située à 6 millimètres
et même 2 centimètres plus bas que celle du côté sain.
Chez un malade d'Otto elle était déviée d'1/2 pouce en
dehors et d'1 pouce en bas.

Les mouvements de l'œil sont diminués : ceux qui le
portent en haut et en dedans peuvent même être complètement abolis.

La diplopie est fréquente (11 cas), mais l'acuité de l'œil
qui correspond à l'abcès est toujours normale.

Chez un seul malade, la vue était perdue dans la moitié

interne du champ visuel et affaiblie dans la moitié externe.
Leber, qui a observé la diplopie sans strabisme apparent
et sans exophtalmie, l'a attribuée à la compression du grand
oblique par l'abcès. Quand la diplopie persiste après la
guérison (Leber. Guillemain), il faut en rechercher la
cause dans une cicatrice exubérante qui gêne les mouvements de l'œil en dedans.

Guillemain a examiné plusieurs fois des malades à
l'ophtalmoscope, sans jamais découvrir la moindre lésion
de leur fond d'œil. Dans quelques cas, on a constaté des
signes de compression vasculaire se traduisant par de
« l'œdème de la papille, des veines un peu dilatées avec
pulsation, léger trouble de la papille avec veines dilatées
et serpentines ». Lyder Borthen parle d'une choroïdite
disséminée, mais il est probable qu'il s'agissait plutôt
d'une lésion concomitante et non d'une conséquence de
l'abcès orbitaire.

Du côté des annexes de l'œil et plus particulièrement du
côté de l'appareil lacrymal, l'abcès orbitaire entraîne des
phénomènes de compression qui ont pour conséquence le
larmoiement avec tous ses inconvénients.

Le pus, après avoir perforé le sinus, s'est donc épanché
dans l'orbite et tend à se faire jour au dehors, soit par la
conjonctive, soit le plus souvent par la peau. Chez quelques malades, on voit l'ouverture se faire rapidement en
quelques semaines, chez d'autres la tumeur reste stationnaire pendant plusieurs mois, plusieurs années même,
jusqu'au jour où elle est incisée par le chirurgien.

Nous retrouverons, du reste, la plupart de ces détails
dans les observations si minutieuses de M. Guillemain,
observations qui ont été précédées de considérations nom-

breuses dont nous nous sommes largement inspiré pour rédiger ce travail.

A côté de ces abcès nettement en communication avec le sinus frontal, M. Panas a décrit d'autres abcès auxquels il a donné le nom d'*abcès circonvoisins* et dans lesquels, il n'existe pas la moindre communication, ni même aucune dénudation de la voûte orbitaire.

Mais ces abcès sont rarement orbitaires et se développent le plus souvent dans la région du front (Mackenzie).

Dans tous les cas, ces abcès circonvoisins, lorsqu'ils sont orbitaires sont intéressants à connaître, ils simulent en effet un phlegmon de l'orbite ou une carie et il est le plus souvent, sinon impossible du moins très difficile de les diagnostiquer.

Comment expliquer la formation de ces abcès ?

L'inflammation de la fibro-muqueuse qui tapisse le sinus déjà décrite dans le premier chapitre et qui joue à l'égard de ses parois, le rôle de périoste, se transmet avec une grande facilité au périoste orbitaire : que cette périostite devienne suppurée et l'abcès orbitaire est constitué.

Nous venons de dire que ces abcès étaient difficilement diagnostiqués et différenciés des phlegmons de l'orbite. Par la pression, on ne peut en effet faire refluer le pus ni dans les fosses nasales ni dans le sinus, et l'incision ne calme point les douleurs intolérables qui les accompagnent.

Que deviennent ces abcès abandonnés à eux-mêmes? L'ouverture spontanée dans l'orbite est la règle et aboutit en fin de compte à la formation d'un trajet fistuleux avec toutes ses conséquences.

Ce trajet fistulo-cutané s'ouvre invariablement dans

le sillon orbito-palpébral supérieur; en l'explorant avec un stylet, on parvient à en préciser la longueur et la direction, ainsi qu'à sentir parfois la dénudation ou la perforation d'un point de la voûte orbitaire.

En supposant que le trajet soit oblique, on bute bien contre l'os dénudé, mais, sans parvenir dans le sinus ouvert, ce qui, plus d'une fois, a conduit au diagnostic erroné de carie de l'orbite, comme semble le prouver une de nos observations, d'autant plus que le trajet fistuleux laisse parfois sortir de petites esquilles, ce qui peut faire croire à une ostéite.

Ce trajet fistulo-cutané est le plus souvent unique, quelquefois cependant on en constate plusieurs; les substances qui s'en écoulent exercent une action irritante sur les tissus voisins et finissent par provoquer des érythèmes et même des éruptions érysipélatoïdes des plus graves, ce qui suppose de nouvelles infections par le staphylocoque et surtout le streptocoque.

Parmi ces fistules, les unes restent indéfiniment stationnaires, d'autres s'oblitèrent parfois, du pus s'amasse alors et un nouvel abcès se forme. L'ectropion de la paupière supérieure consécutif à l'ouverture cutanée de l'abcès et à sa cicatrisation est une complication qui a été observée par Kocher.

En somme, on retrouve là les mêmes signes que dans les fistules des autres régions.

Ici encore la période fistuleuse est fort longue et due à la formation incessante du pus dans le sinus frontal transformé en cavité ulcéreuse.

L'écartement des parois, rendu plus évident encore sous l'influence du processus phlegmasique, la rigidité des plans sur lesquels repose la fibro-muqueuse nous rendent compte de la persistance du foyer suppurant et de l'inutilité de s'attarder aux curetages et aux cautérisations des trajets fistuleux.

Il ne sera en général pas difficile de reconnaître l'existence de ces fistules, grâce à la constatation d'un orifice par où s'écoule un liquide parfois franchement purulent, quelquefois simplement sero-sanguinolent. Ce qu'il importe surtout dans le cas particulier qui nous intéresse, c'est de déterminer la cause et les origines du trajet fistuleux; la sonde de femme, le stylet de trousse donnent sur ce point quelques renseignements précieux.

Nous insistons sur l'importance du diagnostic, souvent fort difficile, surtout au début, alors qu'il est de toute nécessité de rechercher l'origine de l'abcès orbitaire et de ne pas s'attarder à de vaines interventions, si la cause de ces suppurations interminables siège dans le sinus frontal.

Dans certains cas, le diagnostic s'impose; nous retrouvons tous les signes de la sinusite frontale, signes qui ont été énumérés dans le chapitre précédent et sur lesquels nous ne reviendrons pas : dans d'autres cas, les signes les plus importants sont absents ; et le diagnostic s'égare sur le phlegmon de l'orbite, la ténonite, et même les ostéopériostites tuberculeuse ou syphilitique comme cela arriva pour un de nos malades.

Un des signes les plus fréquents, celui qui appelle l'attention du chirurgien, est la douleur généralement vive, lancinante sur laquelle le malade ne cesse d'appeler l'attention. Or, comme le prouvent quelques-unes de nos observations, cette douleur fait quelquefois défaut ou du moins est tellement atténuée que le malade l'attribue à l'abcès orbitaire.

Lorsque le sinus est perforé, le pus se collecte au grand angle de l'œil, c'est alors et surtout quand l'affection a une marche aiguë, qu'on peut s'égarer sur le phlegmon de l'orbite, mais ce dernier envahit la région orbitaire tout entière, sans prédilection pour sa partie supéro-interne. Le globe de l'œil est tout à fait immobile, tandis que dans l'empyème du sinus il a encore une partie de ses mouvements. L'exophtalmie est directe dans le premier cas, inféro-interne dans le second.

Mais comme le dit M. Terson, aucun de ces signes n'a une valeur absolue et souvent on ne diagnostique l'affection du sinus que quand, après ouverture de l'abcès, le stylet pénètre dans un orifice du rebord sus-orbitaire et s'enfonce profondément dans une cavité.

On peut encore songer à une ténonite, mais la ténonite s'observe presque exclusivement chez les rhumatisants, les mouvements de l'œil sont douloureux et non abolis, la terminaison par résolution en quelques semaines est la règle, il n'y a jamais de suppuration.

Lorsque l'abcès orbitaire est petit et siège en arrière du tendon de l'orbiculaire, qu'il comprime les voies lacrymale et donne du larmoiement, on peut le confondre avec un abcès du sac; mais l'abcès du sac succède à une dacryocystite qui dure depuis longtemps ; il survient souvent après des tentatives maladroites de cathétérisme, des fausses routes.

A la période fistuleuse, alors que le stylet conduit sur un os dénudé ou sur un séquestre, on pourrait croire à une ostéo-périostite tuberculeuse ou syphilitique du rebord orbitaire, à cette affection que depuis Mackenzie, on décrit sous le nom de carie de l'orbite. Mais la carie a pour siège de prédilection l'os malaire, dès lors toute suppuration siégeant en haut et en dedans devra éveiller l'attention et faire penser que le sinus frontal peut en être le point de départ.

Si la carie frappe la région du sinus, les antécédents tuberculeux ou syphilitiques du sujet pourront servir à la reconnaître. L'âge a aussi son importance, la carie étant fréquente chez l'enfant, l'empyème du sinus se voyant uniquement chez l'adulte. Un seul signe peut lever les doutes d'une façon certaine : si le stylet franchit le rebord orbitaire et pénètre vers la cavité cranienne à une profondeur de 2 à 3 centimètres, il est dans le sinus, c'est alors bien lui qui est en cause.

# CHAPITRE IV

## Observations.

OBSERVATION I (personnelle).

(Recueillie dans le service de M. le professeur Gayet, suppléé par
M. le professeur agrégé Etienne Rollet.)

RÉSUMÉ. — *Fièvre typhoïde. — Sinusite frontale. — Phlegmon de l'œil. — Fistule orbitaire ayant persisté dix
mois. — Trépanation frontale et drainage fronto-orbitaire. — Guérison en quelques jours.*

J. O..., âgé de quarante-deux ans, chauffeur, entre à l'Hôtel-
Dieu de Lyon, le 27 septembre 1895, pour une fistule siégeant à la
partie supéro-interne de l'orbite.

Rien de particulier à noter sur les antécédents héréditaires du
malade.

*Antécédents personnels.* — Syphilis à l'âge de vingt-trois ans
imparfaitement traitée. — Rhumatisme articulaire.

Il y a quatorze mois environ, le malade a contracté à Londres
une fièvre typhoïde assez grave, pour laquelle il est entré à l'hôpital. Il entrait en convalescence, lorsqu'un jour il ressentit une dou-

leur continue, fixe, peu intense, localisée à la racine du nez et à la région frontale. Le malade dit lui-même qu'il sentait que « la peau de son front au-dessus du nez était comme tendue ».

En même temps, il mouchait un peu de sang et un liquide muco-purulent auquel il attacha si peu d'importance qu'il n'en parla pas au médecin traitant.

Les douleurs que le malade éprouvait étaient jusqu'alors tolérables, il ne s'en inquiéta guère, attribuant tous ces malaises à un « reste de fièvre ». Il resta ainsi pendant huit mois, souffrant très peu, lorsqu'un jour il ressentit une vive douleur dans l'orbite ; cette douleur était sourde, profonde et s'irradiait dans tous les sens.

Quatre ou cinq jours après, le malade avait de l'exophtalmie en bas et en dehors, puis peu à peu survinrent de la photophobie, du larmoiement, en même temps que les douleurs devenaient de plus en plus vives. D'après les renseignements fournis par le malade il aurait eu de la panophtalmite.

Sur ces entrefaites, J. C... revenait à Paris, en novembre, dé-cembre (le malade ne peut préciser), et il entrait à l'Hôtel-Dieu (clinique ophtalmologique de M. le professeur Panas) où l'énu-cléation de l'œil fut pratiquée.

Comme à la suite d'une brûlure ancienne (brûlure par un charbon incandescent), le malade avait eu de l'ectropion, on sutura les paupières.

Depuis l'énucléation, il s'est toujours écoulé du pus hors de l'orbite, en même temps à l'écoulement nasal presque insignifiant au début succéda un écoulement plus sérieux.

Les douleurs au niveau de la racine du nez persistaient, mais comme le malade souffrait beaucoup moins qu'auparavant, il ne se plaignait pas.

Il quitte Paris et le 27 septembre il entre à la clinique ophtal-nologique de Lyon dans le service de M. le professeur Gayet.

A ce moment, le malade accuse des douleurs assez vives, paro-xystiques, au niveau de l'arcade orbitaire, ces douleurs s'atténuent quelquefois, mais le malade n'a jamais de rémission.

On constate à la partie supéro-interne de la paupière supérieure une fistule par où s'écoule du pus et un liquide séro-sanguinolent.

Entre temps, léger écoulement nasal.

Comme le malade a eu la syphilis, on songe à ce moment à une ostéite du rebord orbitaire du frontal, phlegmon de l'orbite consécutif et à un trajet fistuleux devant conduire sur un foyer d'ostéite.

. Le 30 septembre, après anesthésie générale au chloroforme, M. Gayet fait une incision orbitaire interne de 3 centimètres au niveau du foyer.

Au niveau de la paroi interne, le curetage semble révéler un foyer d'ostéite. Cautérisation au thermo-cautère. Après grattage, on introduit un drain. Pansement à l'iodoforme.

Malgré cette intervention, la fistule persiste ainsi que les douleurs et les phénomènes suppuratifs continus.

On cherche avec le stylet à percevoir s'il n'existe pas un orifice faisant communiquer la partie supérieure des fosses nasales avec le sinus. Cet orifice existe. On pense alors à aviver la fistule. L'opération est tentée, mais sans résultats.

5 novembre. — M. le professeur agrégé Rollet, suppléant M. le professeur Gayet, voit alors le malade, et en présence des douleurs, de la fistule persistante avec issue de pus, décide une intervention.

7 novembre. — Anesthésie au chloroforme. M. Rollet fait une incision située au-dessous d'une ligne réunissant les deux échancrures sus-orbitaires, immédiatement en dedans de la ligne médiane, cette incision longue de 4 centimètres environ est curviligne et part d'un point situé un peu en dehors de la tête du sourcil pour aboutir au niveau de la racine du nez.

Décollement du périoste à la rugine, puis on applique une couronne de trépan de 5 millimètres de diamètre. On pénètre alors dans une grande cavité où l'on trouve quelques bourgeons charnus ou fongosités inflammatoires, mais très peu de pus. La muqueuse du sinus est rouge, tomenteuse, très vasculaire.

On enlève ces fongosités avec la curette tranchante promenée dans toute la cavité, puis avec un stylet introduit dans le sinus on en rétablit la perméabilité. Issue de beaucoup de sang par l'orifice de la trépanation et un peu par le nez.

On pratique lo drainago en profitant du trajet fistuleux ; un bout sort par l'incision cutanée, l'autre par la cavité orbitaire. Deux points de suture au fil métallique. Pansement à la gaze iodoformée.

Le 8 novembre, lo malade ne souffre plus. Lavage par lo drain.

Le 9, 10, 11, 12, on continue les lavages ; l'écoulement par le trajet fistuleux diminue beaucoup.

Le 15, on enlève le drain, les douleurs ont complètement disparu. Plus d'écoulement de pus. Réunion immédiate au niveau des deux points de suture.

Le malade quitte l'hôpital sans cicatrice apparente, pas de méplat au niveau de la trépanation.


## OBSERVATION II

Recueillie dans le service de M. le professeur Poncet,
suppléé par M. Rollet, communiquée par M. Rollet.


B. P..., trente ans, menuisier.

Entre le 27 juillet 1894, dans le service de M. le professeur Poncet, suppléé par M. le professeur agrégé Rollet.

Rien de particulier à noter sur les antécédents héréditaires du malade.

Un peu d'alcoolisme.

Au commencement du mois de février 1894, coryza aigu, à la suite duquel (huit jours après) le malade ressentit une douleur vive, lancinante, pongitive, au niveau de la racine du nez et au-dessus de l'œil droit.

La peau de la région prit bientôt une teinte érysipélateuse, s'étendant en haut jusqu'à la racine des cheveux, en dehors vers la tempe, et dépassant la ligne médiane en dedans.

Au commencement du mois de mars : au niveau de la racine du nez se formèrent trois points saillants, au niveau desquels la peau finit par s'amincir et crever, les trois points étaient situés sur une ligne verticale, au voisinage du sac lacrymal. Le point supérieur a été incisé par le médecin. L'ouverture s'est accompagnée d'un peu de rémission dans les douleurs du malade.

Depuis cette époque, la suppuration a continué plus ou moins abondante par les trois fistules cutanées, alternativement avec ou sans participation de l'écoulement nasal.

Le malade entre dans le service de M. le professeur Poncet pour faire traiter ses trois fistules.

La fistule supérieure encore ouverte laisse sourdre du pus. La peau correspondant à toute l'étendue du sinus droit est enflammée, l'écoulement nasal est presque nul.

Le 30 juillet, après anesthésie générale, M. le professeur agrégé Rollet pratique la trépanation suivant les données précédemment décrites. Un stylet dirigé horizontalement pénètre au-delà de la ligne médiane.

Lavage, drainage fronto-orbitaire.

Pendant le pansement, le malade mouche un peu de sang et de pus. Pansement tous les jours.

10 août. — M. Curtillet pratique un nouveau drainage.

Le malade quitte l'hôpital le 15 août, il ne souffre plus, mais la fistule donne toujours un peu de pus. Le malade revient se faire panser.

Le malade n'est guéri complétement qu'en janvier 1895, époque à laquelle M. Rollet a revu le malade.

## OBSERVATION III

### Sœlberg Wels. *The Lancet* mai 1875.

Homme de quarante ans, ayant remarqué depuis quatorze ans une petite tumeur intermittente occupant l'angle interne de l'œil, près de la racine du nez.

Actuellement, l'œil droit est en exorbitisme et déplacé en bas et en dehors. Les mouvements sont abolis. Paupière supérieure rouge, œdématiée. A la partie interne est la petite tumeur du volume d'une noisette, fluctuante.

Opération en juin 1870. — La cavité de l'abcès communique avec le sinus par un orifice admettant l'extrémité du doigt. Le petit doigt de l'autre main étant introduit dans la narine correspondante, on constate qu'une mince lame osseuse les sépare. Elle est perforée à l'aide d'un trocart. Un drain sort par le nez et la plaie cutanée.

OBSERVATION IV, de Kocher.

Femme de quarante-deux ans, ayant depuis sept ans des douleurs dans la région sus-orbitaire gauche et un écoulement très fétide par la narine du même côté.

En décembre 1876, apparut une petite tumeur molle, à l'angle interne de l'œil. Les douleurs augmentèrent.

Le 27 juin 1877, elle entre en traitement chez le professeur Kocher qui constate que l'œil gauche est situé à 1 centimètre plus bas et plus en dehors que le droit, qu'il ne peut se porter en haut et en dedans. La cause de cette déviation est un abcès situé derrière le rebord sus-orbitaire. Quand on le comprime, la patiente ressent de la douleur et un flot de pus fétide s'écoule dans la bouche.

Kocher diagnostique un empyème du sinus frontal gauche et l'incise le 4 juillet. Il s'écoule du pus épais, grisâtre, fétide. Des fragments d'os carié sont enlevés à la gouge, le sinus est lavé à l'eau phéniquée et un drain est mis dans la cavité. Il est enlevé le 28 juillet.

Des douches nasales sont continuées pendant longtemps.

OBSERVATION V (Otto).

Homme de soixante ans qui étant ivre tomba le front sur une pierre. Peu après, il fut pris d'hémiplégie en même temps que se montra dans la région de la bosse frontale gauche un abcès qui s'ouvrit spontanément.

Quand le malade vint consulter, il présentait deux fistules donnant beaucoup de pus. Par l'une, située à la racine du nez, la sonde pénètre dans un sinus très dilaté. Les liquides injectés dans cette fistule sortent par la bouche.

Par l'autre fistule, située sur le milieu du front, à la limite supérieure de la tumeur, on tombe aussi dans le sinus, mais les liquides qu'on y injecte passent par le nez.

*Opération*. — Incision des téguments. La paroi antérieure du sinus très amincie se laisse fendre par le bistouri : il s'écoule de la cavité une grande quantité de pus.

Drainage.

Trois mois et demi après l'opération, le drain fut enlevé, quand il succomba à une pneumonie.

A l'autopsie on constate que l'hémiplégie n'était pas due à une propagation de l'inflammation au cerveau, mais à un foyer d'hémorragie.

OBSERVATION VI

*Abcès du sinus frontal et fistule consécutive* (Guillemain).

Le nommé C..., François, trente-quatre ans, entre le 27 décembre 1889 dans le service de M. Panas, salle Saint-Julien, n° 25, pour un abcès de l'angle interne de l'œil gauche. On ne trouve dans les antécédents du malade, ni tuberculose, ni syphilis. Il est sujet aux coryzas.

Il y a huit jours il a été pris d'un malaise général : courbature avec un léger mouvement fébrile, insomnies et douleurs intolérables dans la moitié gauche du crâne. En même temps apparut, dit-il, la petite tumeur de l'angle interne de l'œil.

A son entrée à l'hôpital on constate un œdème considérable de la paupière supérieure gauche qui recouvre en entier le globe oculaire. La peau est tendue, rouge, luisante.

L'œil est en exorbitisme et un peu dévié en bas et en dehors. Un chémosis séreux que l'on aperçoit à travers la fente palpébrale sous la forme d'une tumeur rougeâtre, entoure la pupille d'un bourrelet.

En recherchant la cause de cet œdème on reconnaît qu'il est dû à une petite tum... siégeant à l'angle interne de l'œil, contre la racine du nez, un peu moins grosse qu'une noisette. Elle est recouverte d'une peau rouge et amincie. Elle est douloureuse à la pression; nettement fluctante. On porte le diagnostic d'abcès de l'orbite.

L'examen du fond de l'œil ne montre aucune lésion, l'acuité visuelle est normale.

*Traitement.* — Deux sangsues à la tempe, pilules d'opium.

Le 28 décembre, les douleurs momentanément suspendues reparaissent, le chémosis, l'œdème palpébral, la fièvre ont augmenté.

29 décembre. — L'abcès s'ouvre spontanément et continue à donner du pus pendant huit jours. L'œil reprend aussitôt sa place, la fièvre disparaît, seul le chémosis persiste quelque temps.

10 janvier 1890. — A l'abcès a *succédé une fistulette* laissant écouler chaque jour quelques gouttes d'un liquide séro-purulent. Un stylet introduit dans son trajet ne rencontre pas d'os dénudé.

12 janvier. — Ce malade que l'on croyait guéri est pris de violentes névralgies dans l'œil gauche et le trou sus-orbitaire correspondant.

Elles s'irradient dans la moitié correspondante du crâne jusque vers l'occiput, elles consistent en élancements, sont nocturnes et revêtent le type intermittent; elles commencent régulièrement le soir à 7 heures pour finir le lendemain matin à 4 heures.

Pendant un mois, ces névralgies persistent avec la même intensité. On croit à l'impaludisme, à la syphilis, mais le sulfate de quinine pas plus que le mercure n'amènent de soulagement.

A la fin M. Panas se rappelant un cas curieux d'abcès du sinus frontal qu'il a observé en juin 1889 et ayant examiné avec soin et à plusieurs reprises le malade, porte le diagnostic d'empyème du sinus.

Dès lors tout s'explique ; les douleurs sont dues à la rétention du pus dans le sinus ; l'abcès orbitaire qui a amené le malade à l'hôpital est symptomatique d'un abcès du sinus. L'inflammation suppurative s'est propagée à travers la paroi osseuse.

La bosse frontale est un peu plus saillante que celle du côté sain, et douloureuse à la pression.

Le 14 février, M. Panas se propose de trépaner le sinus et de donner issue au pus. Il pratique cette opération sous le chloroforme. Il agrandit le trajet fistuleux de façon à mettre à nu la partie interne de la voûte orbitaire immédiatement en arrière du rebord; il ne trouve ni séquestre, ni os dénudé. Alors de propos délibéré, il perfore avec une tréphine d'environ 7 millimètres de diamètre, le plancher du sinus. Dès que la rondelle d'os sain est enlevée, il s'écoule une cuillerée à café d'un pus verdâtre bien lié qui n'a pas les caractères du pus habituel des sinus. Néanmoins le diagnostic est confirmé.

Un stylet introduit dans le nouvel orifice monte verticalement à une hauteur de 3 cm. 1/2 dans un sinus très développé. Cette longueur mesurée sur la peau du front s'étend presque jusqu'à la racine des cheveux. Un drain de 4 centimètres de long est introduit dans le sinus et sort par l'orifice cutané. Pansement au salol.

15 février. — Les douleurs ont disparu. Suppuration abondante. Lavages quotidiens au biiodure.

20 février. — Le liquide injecté dans le sinus ressort en partie par la narine gauche, ce qui indique que l'infundibulum est redevenu perméable. Le malade mouche des mucosités mélangées de pus. Il a la fétidité de l'ozène.

5 mars. — Suppuration moins abondante; mais les douleurs ont reparu. moins intenses il est vrai qu'avant la trépanation. De plus, la bosse frontale est plus saillante qu'au moment de l'opération et douloureuse, ce qui indique qu'une poussée de périostite s'est produite sur la paroi antérieure du sinus. Des pointes de feu, des vésicatoires appliqués à plusieurs reprises soulagent peu les douleurs.

Jusqu'au 15 juin, état stationnaire. Alors une amélioration se produit, les douleurs disparaissent, la bosse frontale redevient normale, l'écoulement des produits sécrétés par le sinus se fait par le nez; il ne sort presque rien par l'orifice cutané.

La plaie cutanée se cicatrise; le malade semble guéri et se

dispose à quitter l'hôpital, quand le 1er juillet les douleurs reparaissent; rien ne s'écoule par la narine, il y a de nouveau rétention.

Le drain qui avait été enlevé est remis avec beaucoup de peine et ce n'est qu'avec une forte pression que les liquides passent par le nez. Douleurs persistantes.

M. Panas se décide à faire le drainage fronto-nasal suivant les règles et avec son cathéter.

Opération le 21 juillet, sous le chloroforme. Incision des téguments se rejoignant en pointe de cœur sur la racine du nez et comprenant tout jusqu'à l'os. Raclage du périoste, trépanation de la paroi antérieure du sinus au-dessus du rebord orbitaire avec un trépan de 8 millimètres de diamètre.

Agrandissement de la partie supérieure avec la gouge et le maillet.

Une fois l'os enlevé, le sinus n'est pas ouvert, car la muqueuse s'est décollée et reste intacte. Elle est attirée en dehors avec une pince à griffe, coupée avec des ciseaux, et aussitôt il s'écoule un îlot de pus.

Le cathétérisme et le drainage s'exécutent sans difficulté comme sur le cadavre. Suture au catgut des téguments incisés, sauf à l'endroit où passe le drain. Un second drain de 2 centimètres de long est placé entre les téguments et l'os.

Le 22, suites de l'opérations, excellentes, pas de fièvre, le lavage se fait bien et une grande partie du pus et des mucosités sont entraînés par le nez.

Le 28, les téguments se sont à peu près complètement réunis par première intention, il ne reste plus que le drain fronto-nasal. Lavages deux fois par jour au biiodure de mercure.

10 août. — La suppuration continue, mais beaucoup moins abondante. Les douleurs ont totalement disparu.

Si le drainage par le nez n'a pas encore tout à fait tari la suppuration, il a eu l'avantage de supprimer le symptôme qui incommodait le plus le malade, la douleur, résultat que n'avait pu donner le drainage orbitaire.

Le malade quitte le service, le drain est enlevé, la plaie frontale cicatrisée.

## Observation VII

*Abcès du sinus frontal ouvert spontanément dans l'orbite.*
(Guillermain.)

La nommée Victorine M..., trente et un ans, se présente le 24 mai 1890 à la consultation de l'Hôtel-Dieu pour une petite tumeur qui occupe la partie moyenne de la voûte orbitaire gauche.

Il y a douze ans, la malade a eu du même côté une dacryocystite suppurée, traitée à Bruxelles par les caustiques. Elle a guéri en laissant une cicatrice linéaire d'1 centimètre de longueur.

L'affection qui l'amène à l'hôpital a commencé, il y a deux mois, par des douleurs dans l'orbite, des éblouissements passagers.

La malade a alors découvert la petite tumeur qui a, dit-elle, peu augmenté depuis.

Actuellement, on constate à la partie moyenne de la face infé-rieure de la voûte orbitaire, derrière le rebord, une petite tumeur du volume d'une noisette ayant une forme hémisphérique, très nettement limitée en avant ; on peut aussi bien la circonscrire en arrière, car elle s'enfonce dans la profondeur de l'orbite.

Elle est peu mobile, douloureuse à la pression, fluctuante.

La paroi antérieure du sinus frontal gauche n'est pas plus sail-lante que celle de droite, mais la pression provoque la douleur. La malade a depuis longtemps de l'ozène et des coryzas à répétition.

Pas de déplacement du globe de l'œil. M. Panas pense que cette tumeur n'est autre qu'un abcès du sinus, à marche chronique, ouvert dans l'orbite et se propose de vérifier immédiatement son diagnostic par l'incision.

L'anesthésie locale étant pratiquée avec la cocaïne, la tumeur est ouverte et il s'en écoule un liquide jaunâtre, filant, mélangé de pus et de mucus, comme on le rencontre d'ordinaire dans les sinus frontaux.

Nous recueillons une goutte de ce liquide sur une plaque de

verre; au bout de cinq minutes, il est pris en masse comme une gelée et bien que nous retournions la lame en bas, il ne tombe point.

Quand ce pus a fini de s'écouler, M. Panas introduit un stylet dans la plaie et arrive sur la voûte orbitaire dénudée. Après tâtonnement, il rencontre un orifice dans lequel le stylet s'enfonce en pénétrant dans le sinus.

Aussitôt, une nouvelle quantité de muco-pus s'échappe au dehors. Le diagnostic est donc bien confirmé.

Comme la malade est une domestique qui ne peut entrer aujourd'hui à l'hôpital, l'opération n'est pas poussée plus loin.

La tumeur orbitaire est affaissée. Pansement au salol. La malade n'a point reparu.

Elle se sera propablement contentée de la guérison apparente due à l'évacuation du pus.

## Observation VIII (Kocher.)

X...., âgé de vingt-trois ans, vint le 14 août 1876 consulter le professeur Kocher pour une fistule de l'œil droit avec ectropion de la paupière supérieure.

Le début remonte à 1874, époque à laquelle le malade eut de violentes douleurs de tête et un abcès dans la région de la bosse frontale. Ouverture, issue d'esquilles, fistules.

En 1875, nouvel abcès, nouvelle fistule.

A son entrée à l'hôpital, on explore les fistules au stylet, mais on ne tombe pas sur un os dénudé. La pression sur le globe de l'œil fait sourdre du pus.

Kocher diagnostique une périostite du frontal avec nécrose et opère le 7 novembre 1876, il trouve à la partie moyenne du rebord orbitaire un orifice qui le conduit dans un sinus accessoire suppurant.

Il est situé en dehors du sinus normal et a 4 centimètres de large sur 1 centimètre et demi de haut. Cette cavité est mise à nu, lavée et drainée.

Le 11 décembre, le drain est enlevé, mais la fistule persiste.

Nouvelle opération le 13 février 1877, ablation de fongosités et d'un petit séquestre. Drainage.

Attouchement à la glycérine phéniquée. Guérison le 14 mai. Durée, trois ans.

### OBSERVATION IX

(Guillemain. — *Archives d'ophtalmologie*).

*Abcès du sinus frontal. — Ouverture spontanée dans l'orbite.*

Le nommé D.... Jean, vingt-six ans, entre le 11 janvier 1890 à la clinique ophtalmologique de l'Hôtel-Dieu.

Blépharo-conjonctivite catarrhale légère datant de l'enfance.

La maladie a débuté le 20 décembre par de la courbature, des douleurs articul.. .. .. la fièvre. Cet état général qualifié par le médecin traitant d'influenza. nous sembla plutôt dû à la formation de pus dans le si..us frontal.

Quoi qu'il en soit le 1er janvier le malade guéri put quitter le lit. Mais le soir il fut pris subitement de douleurs vives dans l'œil gauche, douleurs qui persistent jusqu'au 10 janvier, époque à laquelle apparut le gonflement de la région orbitaire qui amena le malade à l'hôpital.

A son entrée on constate une tuméfaction considérable du sourcil et de la base de la paupière supérieure gauche. La peau est rouge, chaude, œdématiée. La palpation très douloureuse, permet de constater la fluctuation. Si l'on joint à cela les élancements douloureux et la fièvre, on a tous les signes d'un abcès de la voûte orbitaire.

Si l'on relève la paupière supérieure on constate de l'exophtalmie avec déviation en bas et en dehors du globe oculaire qui est immobile.

Un chémosis considérable entoure la pupille.

Le diagnostic d'abcès dû à l'influenza est porté et une incision faite au niveau du rebord orbitaire donne issue à une grande quaniité de pus. Drainage.

Quelques jours après l'opération les douleurs avaient cessé, l'œil avait repris la position normale et le chémosis disparu. Mais une suppuration abondante persistait.

L'examen ophtalmoscopique a toujours montré un fond d'œil normal.

4 février. — M. Guillemain examine le malade avec son maitre M. Panas, ce dernier ne pouvant s'expliquer la durée aussi longue d'un phlegmon de l'orbite, pense que les os sont lésés et que l'on a affaire à un abcès du sinus frontal qui s'est vidé dans l'orbite. Cette opinion est d'autant plus justifiée que la bosse frontale est un peu saillante et douloureuse à la pression.

Un stylet introduit dans la plaie cutanée se dirige obliquement en haut et en dedans vers la paroi supérieure du sinus, mais ne rencontre point d'os dénudé.

Le 14 nouvelle intervention sous le chloroforme. M. Panas agrandit la fistule cutanée de façon à permettre l'introduction du doigt Il explore avec soin avec l'index la pulpe de l'os, mais ne trouve aucune perforation. Il est plus heureux avec un stylet qui s'enfonce dans un orifice de la voûte orbitaire non à sa partie interne, mais à sa partie moyenne. Un fois introduit dans le sinus, le stylet, qui a provoqué un écoulement d'une cuillerée à café de pus) se dirige obliquement en haut et en dedans de façon à atteindre la ligne médiane où il est arrêté par la cloison que l'on sent nettement. Son trajet dans le sinus est de 3 centimètres et demi environ. La longueur du trajet orbitaire qui conduit à l'os est de 3 centimètres. Aussi un drain de 7 centimètres introduit par l'orifice cutané va évidemment jusqu'au fond du sinus. Lavage avec une solution de biiodure de mercure.

15 février. — Le malade n'a pas eu d'élévation de température et n'a ressenti aucune douleur de l'opération.

16 février. — Pendant le lavage, du liquide sort par la narine gauche en faisant baisser la tête au malade. L'infundibulum s'est donc débouché.

15 mars. — Pendant le mois qui vient de s'écouler, le malade s'est amélioré peu à peu, l'écoulement est beaucoup moins abondant, l'infundibulum toujours perméable. Si par hasard, lors du pansement, il est obstrué par des mucosités, une injection le débouche facilement.

Un nouveau symptôme est apparu : Si après une longue inspiration le malade se fermant la bouche et les narines fait un effort, l'air sort par la plaie cutanée en passant des fosses nasales dans l'infundibulum et le sinus.

Les douleurs ont complétement disparu.

19 mars. — Le malade, qui jusque-là a eu des exacerbations et des diminutions dans la suppuration, est pris d'un érysipèle de la face qui a son point de départ dans la plaie cutanée. Pendant la durée de cette maladie (huit jours) la suppuration est quatre ou cinq fois plus abondante qu'auparavant.

9 mai — Nouvelle intervention. Mise à nu de la voûte orbitaire. Agrandissement à la rugine de l'orifice osseux de façon à pouvoir bourrer chaque jour le sinus avec de la gaze iodoformée.

Ce nouveau mode de pansement ne donne pas de bons résultats. Le pus sécrété ne peut s'écouler au dehors, il y a de la rétention et des douleurs.

20 mai. — Le drain et les lavages quotidiens sont repris. C'est alors que nous essayons de modifier les parois du sinus avec de la glycérine iodoformée injectée tous les jours dans sa cavité.

5 juin. — Après quinze jours de ce traitement, aucune amélioration ne s'étant produite, M. Guillemain fait tous les trois ou quatre jours une injection avec une solution de chlorure de zinc. C'est l'agent qui lui a donné les meilleurs résultats ; chaque fois qu'il l'a employé, il a diminué, momentanément du moins, la suppuration.

1er juillet. — Etat stationnaire.

1er septembre. — Après huit mois de traitement, malgré la perméabilité de l'infundibulum, malgré un bon drainage, la suppuration persiste.

10 octobre. — Le malade quitte l'hôpital sans être complétement guéri, chaque jour il s'écoule une petite quantité de pus.

Observation X (Guillemain, *Archives d'ophtalmologie*).

Le nommé G. , âgé de vingt-quatre ans, entre à la Clinique ophtalmologique de M. le professeur Panas, le 27 décembre 1889, pour une affection de l'œil gauche.

La paupière supérieure est le siège d'un œdème considérable et recouvre complètement le globe oculaire. Par la palpation, on trouve dans la peau de cette paupière ,dans la région de l'angle interne de l'œil une petite tumeur fluctuante, de la grosseur d'un pois. En soulevant la paupière, on constate que l'œil est légèrement exorbitique et que la cornée est enchâssée dans un chémosis séreux et très saillant.

Le malade raconte que son affection a débuté par des maux de tête, du coryza et un malaise général.

Dans la nuit du 25 au 26 décembre, il a été pris tout à coup de douleurs lancinantes fort vives dans le grand angle de l'œil, elles ont persisté depuis et privent le malade de sommeil.

Le malade ne veut pas entrer à l'hôpital.

30 décembre. — Il revient à la consultation, la douleur et la tumeur ont augmenté. Incision de la tumeur en son point culminant. Il s'en écoule un pus jaune verdâtre. Un stylet introduit dans la plaie rencontre un orifice osseux, et dès qu'il l'a franchi, il pénètre dans le sinus frontal assez profondément.

Le malade renvoyé après l'opération n'a plus été revu.

Observation XI (Leber).

Malade présentant des douleurs circumorbitaires.

Exophtalmie, larmoiement abondant. La tumeur siège à la partie interne de la voûte orbitaire.

Incision de la tumeur, un liquide muco-purulent et très consistant s'écoule difficilement. Une sonde peut pénétrer dans le sinus. Drainage. Lavages quotidiens avec une solution phéniquée à 2 pour 100.

Au bout de deux mois, fermeture de la fistule apparente.

Quelque temps {après, récidive, nouvelle ouverture très large. raclage des nombreuses granulations molles avec la curette.

Malade revu au bout de neuf mois, point de récidive.


### OBSERVATION XII (Leber).


Début de la maladie en 1878 par des phénomènes cérébraux, céphalalgie dans la région frontale gauche, étourdissements, puis aphasie ayant duré quelques heures. Le lendemain de cette aphasie le malade a senti au-dessous du grand angle de l'œil une tumeur de la grosseur d'une lentille qui a grossi peu à peu depuis.

Deux ans après, en juin 1880, le malade vient consulter Leber qui trouve une tumeur fluctuante qui par pression se vide dans le nez. Son contenu est un liquide muco-purulent, visqueux, à odeur fétide. Ni larmoiement, ni exophtalmie. Diplopie, par parésie du grand oblique comprimé par la douleur. Douleurs vives.

*Diagnostic* : Abcès du sinus avec perforation orbitaire. L'idée d'une perforation cranienne est éliminée malgré les manifestations cérébrales, elles semblent n'être que coïncidentes.

6 octobre 1880. — Ouverture.

Un drain de 5 centimètres est introduit dans le sinus. Les injections refluent par le nez.

Le 20. Le malade est renvoyé chez lui, la suppuration a diminué, la céphalalgie a disparu.

Au bout de trois semaines, il revient avec de l'exacerbation. Agrandissement à la curette de l'ouverture rétrécie par les bourgeons charnus. Guérison.


### OBSERVATION XIII (Thèse de Berthon, 1880).


Jules C... quarante-un ans. Entre le 10 septembre 1877, dans le service de M. Le Dentu, suppléé par M. Peyrot, pour s'y faire traiter d'une tumeur diffuse, occupant la région fronto-orbitaire droite.

Coryzas fréquents. Douleurs depuis dix ans dans la région du sinus frontal. Il y a quelques mois, la bosse frontale a gonflé peu à peu, puis une perforation s'est produite sur la paroi antérieure du sinus et par elle est sortie une tumeur molle, fluctuante, qui est évidemment un abcès.

Au-dessous de l'arcade orbitaire qui est saine, on sent une autre masse fluctuante du volume d'une noisette.

La fluctuation se transmet d'une tumeur à l'autre à travers le sinus.

*Diagnostic :* Abcès du sinus avec double usure de ses parois frontale et orbitaire.

Opération le 17 septembre. Drainage fronto-nasal.

Guérison en janvier 1880, c'est-à-dire deux ans et demi après l'opération.

# CHAPITRE V

## Traitement chirurgical.

En présence d'un abcès ou d'une fistule orbitaire consécutive à une sinusite frontale, quelle conduite le chirurgien devra-t-il tenir? Comme nous le disions précédemment, il ne faut pas s'attarder aux demi-mesures : curetage du trajet fistuleux, ou injections de substances modificatrices, il n'y a que l'ouverture large qui donne au malade toute chance de guérison, et cette ouverture devra être pratiquée au niveau du lieu d'origine de la suppuration.

Nous sommes donc amené à étudier les divers procédés de traitement des lésions infectieuses siégeant dans les sinus frontaux. Certes, ces procédés sont relativement nombreux et tous ont à leur actif quelques succès. Nous nous proposons d'étudier les divers modes de traitement qui ont été conseillés, d'en faire une revue d'ensemble pour en tirer si possible quelques conclusions en faveur de l'un ou de l'autre.

Dans le chapitre premier nous avons suffisamment décrit l'anatomie des sinus frontaux pour qu'il nous soit possible d'aborder immédiatement l'étude des divers procédés de pénétration des sinus frontaux.

Parmi ces procédés, les uns attaquent les sinus frontaux par les fosses nasales, soit en utilisant le canal fronto-nasal, soit en créant une voie artificielle plus ou moins voisine; les autres les ouvrent par leur paroi orbitaire dans le cas relaté dans notre observation I. M. Rollet pratiqua la trépanation frontale.

Nous étudierons tout d'abord les procédés nasaux.

*Cathétérisme fronto-nasal.* — Jurasz (1887) le premier l'a tenté avec un fin stylet métallique boutonné de 11 à 15 centimètres de longueur; Schüller (1888), Hansberg (1890) et Choleva (1892) avec une sonde de 1/2 à 1 millimètre de diamètre, coudée à 125 degrés à 3 centimètres de son extrémité. Cozzolino (1891) à l'aide d'une sonde à simple ou double courant, coudée de la même manière. Enfin Moure de Bordeaux (1893) préfère une simple sonde à trompe d'Eustache un peu fine, à laquelle on donnera une courbure appropriée à chaque cas : la disposition anatomique du canal fronto-nasal nous explique la nécessité de terminer toutes ces sondes ou canules par une courbure terminale.

L'opérateur après cocaïnisation énergique de l'hiatus semi-lunaire à l'aide d'un tampon d'ouate laissé cinq minutes dans le méat moyen glissera son cathéter de bas en haut et notablement d'avant en arrière à peu près parallèlement au dos du nez et sur la paroi externe de la fosse nasale.

S'il butte contre l'extrémité antérieure du cornet moyen,

il élèvera légèrement le manche de l'instrument dont le bec s'al aisse, passe en arrière de l'insertion du cornet et pénètre dans le méat; on lui rend alors sa direction primitive en l'inclinant plutôt du côté interne ou nasal que du côté de la paroi orbitaire du canal, qui peut être fort mince (Hajek). Il faut se rappeler que l'orifice du canal fronto-nasal se trouve d'ordinaire à 5 ou 6 centimètres de l'orifice antérieur des fosses nasales et qu'au moment où l'instrument y pénètre « on entend un léger craquement, dû à la rupture de fines lamelles osseuses; en même temps survient un léger écoulement de sang, qu'on facilitera en faisant pencher la tête du malade en avant. En outre, si l'on a fait un cathétérisme simplement évacuateur, à l'aide d'un stylet on voit le liquide sinusal, séreux ou purulent s'écouler en abondance ». (Lichtwitz.)

Mais ce cathétérisme n'est pas toujours possible; quand sur le cadavre, dont on a fait une coupe horizontale des sinus frontaux, on introduit un stylet dans l'infundibulum, on se sent bien vite arrêté par le cornet inférieur des fosses nasales. Tous les auteurs admettent d'ailleurs, que le cathétérisme du canal frontal est impossible dans un nombre assez notable de cas, 50 pour 100 environ suivant presque tous, dans au moins 25 pour 100 suivant les recherches personnelles de Chipault.

Ces difficultés ont amené Schœffer à pratiquer la perforation du plancher nasal de sinus. Il se servait d'un stylet solide, mais flexible, de 2 millimètres d'épaisseur qu'il introduisait entre la cloison et le cornet moyen et le dirigeant directement en haut vers le front. On entend bientôt un léger crépitement dû à la fracture de minces lamelles osseuses; parfois on rencontre une résistance plus grande, que l'on doit vaincre avec douceur.

Lichtwitz, en 1891, a expérimenté ce procédé sur le cadavre. « Nous l'avons, dit-il, pratiqué sur cinq têtes entières et deux moitiés de tête avec cloison provenant de deux individus différents. Douze sinus ont donc servi à nos expériences. Nous avons, sur les cinq crânes entiers, pratiqué deux coupes verticales de chaque côté de la ligne médiane. La tranche médiane ainsi obtenue mesurait de 7 à 15 millimètres d'épaisseur; elle comprenait la cloison nasale avec les parties voisines. Pour la ponction, nous nous sommes servi d'un trocart droit en acier, d'1 millimètre 1/4 de diamètre, que nous enfoncions en longeant l'angle formé par la cloison et la paroi latérale du nez sur les douze sinus, trois fois seulement la ponction a réussi; sur ces trois cas, il a fallu employer une fois beaucoup de force et encore sommes-nous tombé dans le sinus frontal opposé qui dépassait la ligne médiane. La ponction a été impraticable pour les neuf autres sinus, à cause de l'épaisseur du plancher. » (Cité par Chipault.)

En somme la perforation du plancher nasal du sinus est une mauvaise et dangereuse opération sur laquelle nous n'insisterons pas plus longuement mais que nous avons cru devoir décrire pour faire une description aussi complète que possible de tous les procédés employés.

En usant de l'un ou de l'autre de ces procédés nasaux, on perd du reste un temps précieux.

Le procédé préconisé par Pitiot (thèse de Lyon 1888, abcès des sinus frontaux), qui consiste à ouvrir au bistouri ou au trépan la *tumeur en son point saillant*, nous obligerait à intervenir loin du sinus dans les cas de fusées inflammatoires. Ce procédé ne donne du reste pas assez de jour.

L'ouverture large, à ciel ouvert, la trépanation doit être systématiquement pratiquée toutes les fois que l'on se trouvera en présence d'une lésion inflammatoire des sinus frontaux.

Mais là encore nous nous trouvons en présence de plusieurs procédés types. Ouverture orbitaire, ouverture frontale.

« Pour ouvrir le sinus par l'orbite, dit M. Panas, il suffit de faire au grand angle de l'œil une incision immédiatement au dessous du sourcil, on tombe sur la voûte orbitaire qui, vu sa minceur, se laisse perforer avec facilité. »

Jansen en 1893 insiste sur l'importance qu'il y a pour ne pas défigurer le malade, à faire porter, si l'on peut, la résection sur la voûte seule, sans attaquer le rebord orbitaire. « C'est seulement, dit il, dans les cas où les grandes dimensions du sinus rendent difficiles le bon drainage du foyer que l'on doit réséquer le bord orbitaire à une certaine hauteur de la paroi antérieure. »

L'ouverture frontale qui est notre procédé de choix crée une voie plus large que dans le cas précédent.

Nous avons nous-même pratiqué cette opération sur le cadavre afin de bien nous rendre compte de la technique opératoire que nous décrivons.

On tracera une ligne rejoignant les deux échancrures sus orbitaires et une seconde rejoignant la précédente à angle droit et suivant la ligne médiane. C'est dans cet angle qu'on appliquera la couronne de trépan de telle façon que la circonférence de la couronne soit tangente aux

deux côtés de l'angle formé par la réunion des lignes ci-
dessus mentionnées.

L'incision curviligne de 4 centimètres environ partira
d'un point situé un peu en dehors de la tête du sourcil, et
se terminera au niveau de la racine du nez. Il n'y a aucun

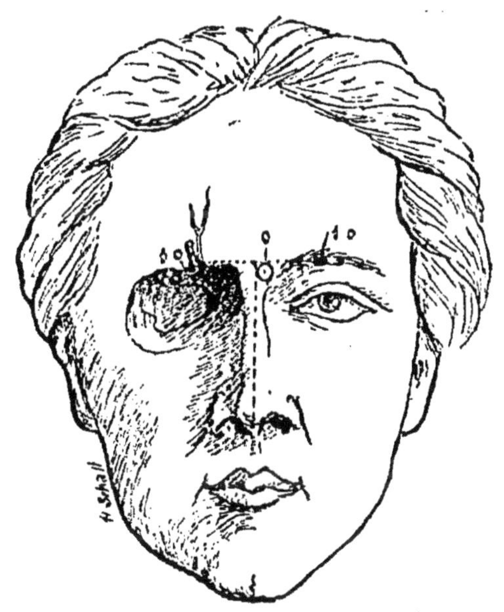

s o. Echancrure sus-orbitaire.
o. Couronne du trépan.

organe important à ménager. On rencontrera quelques
fibres des muscles pyramidal, frontal et sourcilier, quelques filets du nerf frontal interne. Quant au nerf frontal
externe, il serait préférable de ne pas toucher à cette
branche sensitive et de la ménager en évitant de trop
prolonger le décollement du périoste en dehors.

Ce décollement une fois pratiqué, on applique une couronne de trépan de 5 millimètres de diamètre.

Au lieu du trépan qui enlève une rondelle d'un diamètre fixe, M. Chipault préfère la gouge et le maillet qui
permettent de faire l'ouverture de l'étendue qu'on veut.
Quant à nous, nous croyons qu'avec le trépanation est plus
maître de ses mouvements et qu'on évite plus facilement
une échappée dans la cavité cranienne.

En résumé, l'ouverture large est, nous le répétons,
l'unique moyen de traiter d'une façon complète les lésions
trouvées, il eût été difficile en effet dans le cas observé
par nous de procéder à un nettoyage complet du sinus
frontal à l'aide d'un simple cathétérisme.

Seule, la trépanation permet de pratiquer un curetage
méthodique de la cavité, et nous insistons sur la nécessité
de le pratiquer aussi largement que possible, en tenant
compte de la grande étendue que peut avoir le sinus frontal. Au point de vue esthétique, ce procédé présente encore
l'avantage de ne laisser aucune cicatrice apparente. Le
méplat que semblerait devoir entraîner la trépanation est
inappréciable. Une fois le sinus ouvert, la muqueuse
hypertrophiée bien curetée, il faut procéder au drainage
de la cavité, drainage qui s'impose d'autant plus que
l'infundibulum est très souvent imperméable et qu'au
lieu et la place où la trépanation a été pratiquée on
pourrait voir apparaître une fistule.

Ce drainage peut être pratiqué soit par la plaie exté-
rieure en profitant du trajet fistuleux, c'est le drainage
fronto-orbitaire intrasinusal, soit par le drainage fronto-
nasal.

Le drainage extérieur se fait en introduisant un drain
de caoutchouc le plus gros possible jusqu'au fond du
sinus. Certains auteurs préfèrent des drains d'argent

munis de nombreux trous. Par cette façon de procéder, l'écoulement des liquides se ferait beaucoup mieux, mais l'introduction de drains métalliques est difficile : ils ne peuvent, en effet, se mouler sur la courbure de l'os frontal. de plus, leur extrémité rigide exerce une pression douloureuse sur la muqueuse du sinus. (Guillemain.)

Dans le cas que nous avons nous-même observé, M. le professeur agrégé Rollet a profité du trajet fistuleux pour introduire le drain qui ressortait par la plaie.

La plupart des chirurgiens considèrent le drainage fronto-nasal comme préférable. Pollignaci et Vincentis recommandent de le pratiquer une dizaine de jours après l'intervention pour voir si la modification de la muqueuse ne rétablirait pas spontanément la perméabilité du canal, mais il est préférable de pratiquer ce drainage immédiatement après l'ouverture du sinus.

« Le drainage fronto-nasal, dit Guillemain, a été mis à exécution pour la première fois par Riberi et plus tard par Otto, Macnaughton, Peyrot-Kocher et Chandelux.

« Les procédés employés ont varié souvent avec les chirurgiens. C'est ainsi que Riberi, pour l'établir, fait sauter, avec la gouge et le maillet tout le système des cellules ethmoïdales antérieures. Chandelux et Saccher perforent avec une tréphine les lamelles ethmoïdales qui séparent le sinus du méat moyen. D'autres se sont servi d'un trocart analogue à celui de Chassaignac, sur lequel ils introduisent le drain.

« Ces procédés sont tous mauvais, car ils produisent des dégâts plus ou moins étendus. C'est pour remédier à cet inconvénient que M. Panas a eu l'idée de faire passer par le canal frontal un cathéter métallique présentant une courbure irrégulière plus que demi-circulaire.

« Par le sinus largement ouvert, dans l'orifice supérieur du canal frontal, que l'on voit, on engage le bec de l'instrument, dont le manche est tenu en bas, contre la joue. En l'enfonçant on redresse le manche peu à peu, de façon à lui faire décrire un demi-cercle, si bien que quand la manœuvre est terminée, il se trouve appliqué sur le front. Il faut agir avec lenteur et prudence, de façon à éviter les fausses routes. Le passage du catchéter du sinus dans les fausses nasales se fait brusquement et à ce moment on sent un ressaut.

« Une fois le cathéter parvenu dans le méat moyen, son bec se trouve arrêté par la saillie en dedans du cornet moyen qui pourrait être transpercé si l'on agissait avec violence. Sitôt cette résistance sentie, il faut incliner le cathéter de façon que son bec puisse contourner la saillie du cornet, descendre en suivant la cloison, jusqu'au plancher des fosses nasales et sortir par la narine.

« Un drain à parois résistantes est fixé et une manœuvre inverse de celle que nous venons de décrire amène le cathéter au dehors, en entraînant le drain avec lui. Les téguments incisés seront suturés dans toute leur étendue, sauf à l'endroit qui livre passage au drain. »

En résumé, ce drainage fronto-nasal si bien décrit par Guillemain permet de désinfecter la cavité malade aussi longtemps et aussi souvent qu'on veut. Guillemain s'est servi du biiodure de mercure à 1 pour 20.000, ou du chlorure de zinc à 1 pour 10, le premier employé tous les jours, le second tous les quatre jours. L'acide phénique, l'acide borique, le nitrate d'argent peuvent eux aussi être utilisés.

Au bout d'un temps plus ou moins long, l'écoulement diminue, on supprime le drain par tâtonnement.

_______

# CONCLUSIONS

I. Les abcès orbitaires constituent une complication
fréquente des sinusites frontales. Cette complication
s'explique par la faible épaisseur de la paroi orbitaire du
sinus frontal.

II. Ces abcès abandonnés à eux-mêmes aboutissent à des
fistules interminables dont la guérison ne s'obtient qu'à
l'aide d'une intervention appropriée.

III. En présence d'un abcès ou d'une fistule orbitaire,
il importe de faire le diagnostic précis du siège de l'affection
qui en est l'origine.

IV. Ce diagnostic est difficile dans les cas de sinusite
frontale chronique et latente à formes indolores ou peu
douloureuses et lorsque l'écoulement nasal fait presque
complètement défaut. Ce sont les cas dans lesquels l'exa-

men du sinus révèle une muqueuse hypertrophiée, tomenteuse, très vasculaire avec une suppuration abondante. Dans ces cas le diagnostic s'égare sur une ostéo-périostite orbitaire, une ténonite, un phlegmon de l'œil ou de l'orbite et même sur un abcès du sac lacrymal.

V. Ce diagnostic est très important, car il importe de ne pas s'attarder à traiter l'abcès ou la fistule orbitaire mais d'agir directement sur la cause.

VI. Le diagnostic étant fait, on a le choix entre plusieurs procédés de traitement.

Les procédés nasaux, cathétérisme par le canal fronto-nasal et perforation du plancher nasal ne doivent pas être employés, car ils ne permettent pas d'aborder franchement et de drainer suffisamment la cavité malade : de plus, la perforation du plancher nasal du sinus est dangereuse parce qu'elle nécessite un peu de force.

Le procédé de Pitiot entraîne quelquefois l'opérateur loin du foyer morbide et ne donne pas assez de jour.

VII. La trépanation seule doit être employée, elle peut être orbitaire ou frontale.

L'ouverture frontale est notre procédé de choix et doit être pratiquée suivant des données que nous avons essayé de rendre plus précises par des expériences faites sur le cadavre.

On tracera une ligne rejoignant les deux échancrures sus-orbitaires assez nettement perceptibles sur le malade, une seconde ligne suivant la ligne médiane rejoignant la précédente à angle droit. C'est dans cet angle qu'on appliquera la couronne de trépan.

Une incision curviligne de 4 centimètres environ, partira d'un point situé un peu en dehors de la tête du sourcil et se terminera au niveau de la racine du nez.

VIII. L'opération sera suivie d'un curetage méthodique de toute la cavité malade et terminée par un drainage fronto-orbitaire intra-sinusal en profitant du trajet fistuleux s'il en existe un.

Quelques points de suture et pansement iodoformé.

Au point de vue esthétique, ce procédé présente l'avantage de ne laisser aucune cicatrice apparente.

Le méplat que semblerait devoir entraîner la trépanation est inappréciable.

# INDEX BIBLIOGRAPHIQUE


Zuckerkandl, Allgemeine med. Zeitung, Wien.

Lichtwitz, Anatomie des annexes pneumatiques des fosses nasales.

Guillemain, Archives d'ophtalmologie, 1891.

Pitiot, Thèse de Lyon, 1888. Abcès des sinus frontaux.

Chipault, Chirurgie du système nerveux.

Panas, Traité des maladies des yeux.

Dezeimeris, L'Expérience, tomes I et IV.

Kœnig, Ueber Empyem und Hydrops. der Stirnhöhle, th. de
    Berne, 1882.

Otto, Deutsche Archive für Klinik medical, 1876.

Lyder Borthen, Ueber Empyem der Sin. front. Archiv de
    Græfe, 1883.

Poirier, Anatomie.

Jurasz, Berlin, Klinische Wochenschrift, 1887.


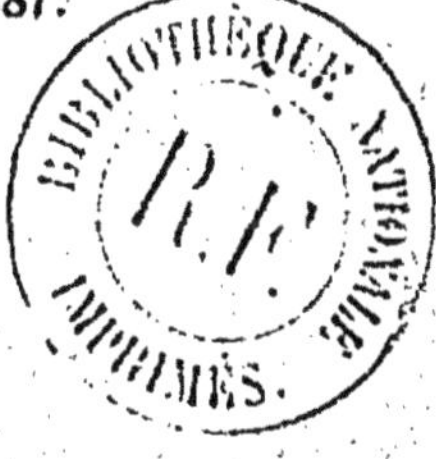

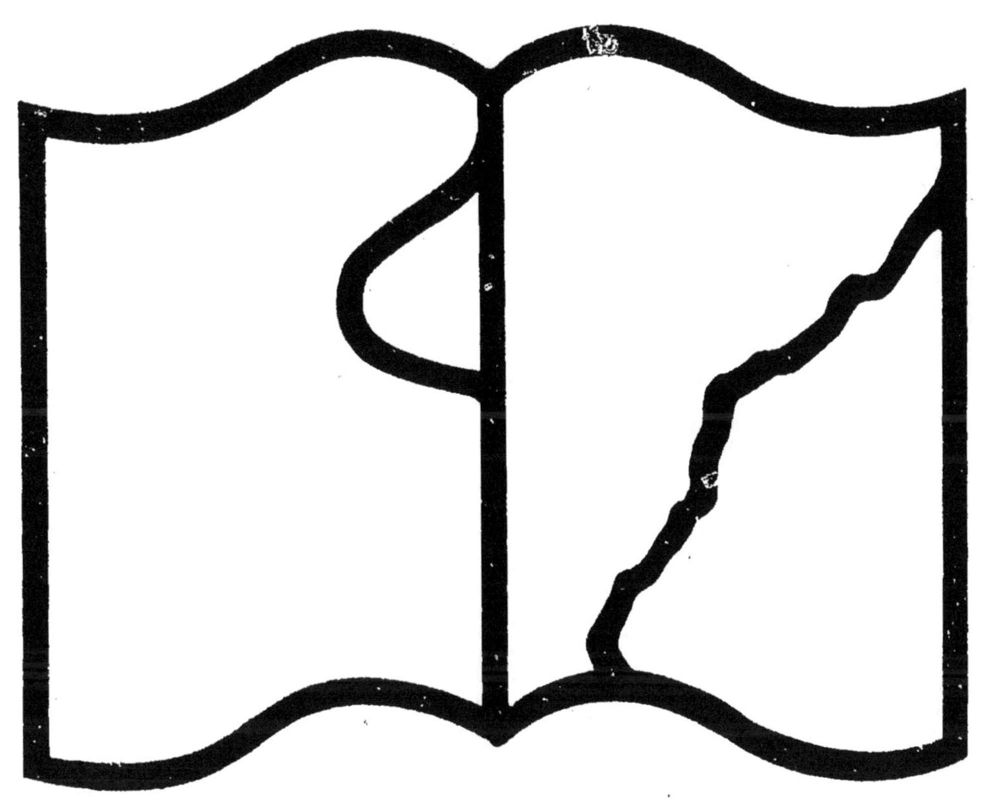

Texte détérioré — reliure défectueuse

NF Z 43-120-11

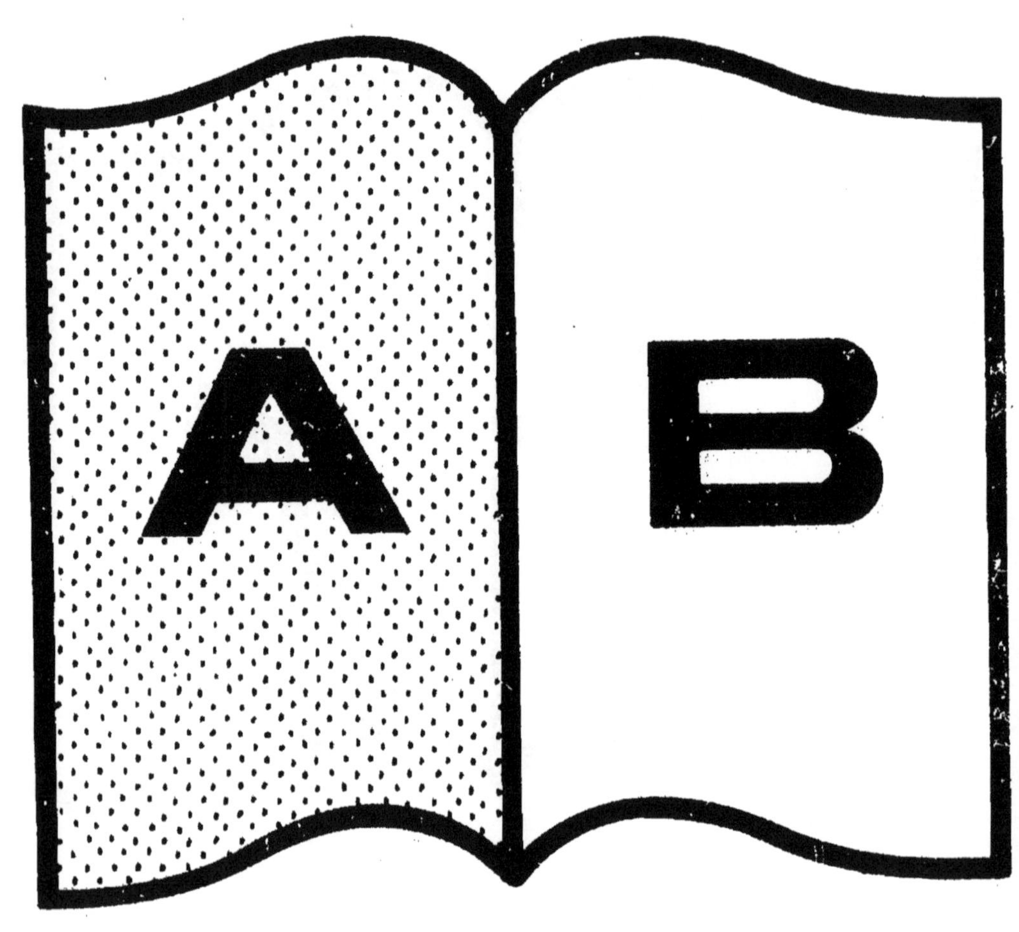


Contraste insuffisant

**NF Z 43**-120-14